BEI GRIN MACHT SICH IHR WISSEN BEZAHLT

- Wir veröffentlichen Ihre Hausarbeit, Bachelor- und Masterarbeit

- Ihr eigenes eBook und Buch - weltweit in allen wichtigen Shops

- Verdienen Sie an jedem Verkauf

Jetzt bei www.GRIN.com hochladen und kostenlos publizieren

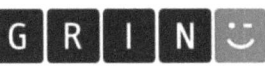

Konzepterstellung zur Einführung eines betrieblichen Gesundheitsmanagements bei einem mittelständischen Unternehmen

Lucas Conze

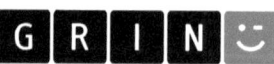

Bibliografische Information der Deutschen Nationalbibliothek:

Die Deutsche Nationalbibliothek verzeichnet diese Publikation in der Deutschen Nationalbibliografie; detaillierte bibliografische Daten sind im Internet über http://dnb.d-nb.de abrufbar.

ISBN: 9783346403131
Dieses Buch ist auch als E-Book erhältlich.

© GRIN Publishing GmbH
Nymphenburger Straße 86
80636 München

Druck und Bindung: Books on Demand GmbH, Norderstedt Germany
Gedruckt auf säurefreiem Papier aus verantwortungsvollen Quellen

Das Buch bei GRIN: https://www.grin.com/document/1012073

„BGM meets OSA"

Konzepterstellung zur Einführung eines BGM´s beim mittelständischen Unternehmen OSA Sicherheitstechnik GmbH

Seminararbeit

Im Studienfach Organisation Health (TCM)

vorgelegt von

Lucas Conze

Inhaltsverzeichnis

Abbildungs- und Tabellenverzeichnis

Abkürzungsverzeichnis

Abb.	Abbildung
BGM	Betriebliches Gesundheitsmanagement
etc.	et cetera
GmbH	Gesellschaft mit beschränkter Haftung
i.d.R.	in der Regel
Kap.	Kapitel
KMU	Kleine und mittlere Unternehmen
OSA	Objektschutz, Steuerungs- und Antriebstechnik
vgl.	vergleiche
z.B.	zum Beispiel

1. Einleitung

1.1 Problemdarstellung

Der demographische Wandel, die fortschreitende Digitalisierung und Automatisierung und neue Organisationsstrukturen haben die Belastung in der Arbeitswelt deutlich verändert. Die Arbeitnehmer werden älter, Produktlebenszyklen kürzer und der Kostendruck, insbesondere auf kleine und mittlere Unternehmen (KMU), steigt. Eine stark gestiegene Arbeitnehmerbelastung resultiert, die sich auf die körperliche und psychische Gesundheit der Arbeitnehmer auswirkt. Als Folge dieses schnell verlaufenden Wandels steigen die Fehltage von Mitarbeitern kontinuierlich. Neben der Gesundheit der Mitarbeiter wirken sich die steigenden Fehltage auch negativ auf die Wirtschaftlichkeit des Unternehmens aus. Wie aus einer Studie des Statistischen Bundesamtes hervorgeht, sind die durchschnittlichen Krankheitstage eines Beschäftigten pro Jahr, seit dem Jahr 2007 (Ø 8,1 Krankheitstage) bis zum Jahr 2019 (Ø 10,9 Krankheitstage) um über 34 Prozent gestiegen. Einen besonderen Stellenwert nehmen die stetig steigenden psychischen Erkrankungen und die daraus resultierende Arbeitsausfälle ein, deren Anzahl nicht nur kontinuierlich steigt, sondern auch mit deutlich längeren Ausfallzeiten verbunden sind.

Insbesondere Großunternehmen befassen sich intensiv mit dem Thema des betrieblichen Gesundheitsmanagements (BGM), um krankheitsbedingten Ausfällen vorzubeugen. Sie sind sich darüber bewusst, dass auch der bestqualifizierte Mitarbeiter keinen Nutzen und Mehrwert für das Unternehmen stiftet, wenn dieser über längere Zeiträume und in regelmäßigen Intervallen dem Unternehmen krankheitsbedingt nicht zur Verfügung steht. Um die Anzahl der krankheitsbedingten Ausfälle zu minimieren investieren sie viele personelle, zeitliche und materielle Ressourcen mit dem Ziel die Mitarbeitergesundheit und -zufriedenheit zu maximieren. KMU hingegen verfügen zumeist über geringere Ressourcen und weisen in der Unternehmensfunktion des BGM Defizite auf. Maßnahmen zur Förderung der Mitarbeitergesundheit und -zufriedenheit spielen besonders bei KMU häufig eine untergeordnete Rolle und erhalten nur eine geringe Aufmerksamkeit. Doch insbesondere für KMU ist die Entwicklung eines herausragendes BGM von großer Bedeutung, um die zukünftige Wettbewerbsfähigkeit zu sichern.

1.2 Zielsetzung der Arbeit

Ein Unternehmen, das diesen täglichen Herausforderungen ausgesetzt ist, ist die fiktive Firma OSA Sicherheitslösungen GmbH. Um diesen wirtschaftlichen Schäden entgegenzuwirken und um sich als Unternehmen im Markt besser aufstellen zu können, soll das bereits vorhandene BGM dieser Firma analysiert und optimiert werden. Das Ziel der Arbeit ist die Erstellung eines Konzeptes zur Optimierung des BGMs. In Form einer Situationsanalyse des Ist-Zustandes sollen Vorschläge und Verbesserungsmaßnahmen herausgearbeitet werden, die sich positiv auf das Arbeitnehmerumfeld als auch auf die Unternehmensentwicklung auswirken. Zusätzlich soll dem Geschäftsführer der OSA Sicherheitslösungen GmbH die Notwendigkeit eines BGMs verdeutlicht werden, sowie die notwendigen Prozessschritte zur Einführung eines BGM im Unternehmen aufgezeigt werden.

1.3 Aufbau der Arbeit

Um dieses Konzept ausarbeiten zu können, ist die Seminararbeit in zwei wesentliche Bestandteile untergliedert. Der erste Abschnitt befasst sich mit den theoretischen Grundlagen, die dem Geschäftsführer als Wissensgrundlage des Konzeptentwurfs zur Verfügung gestellt werden. Dies bezüglich wird zunächst der Begriff BGM definiert. Aufbauend darauf wird die Bedeutung eines herausragenden BGMs erarbeitet und sich anschließend mit den Vor- und Nachteilen der Stakeholder befasst. Mit der Darstellung, wie Unternehmen ein BGM aufbauen und in die Unternehmensabläufe integrieren können endet der theoretische Teil der Arbeit. In dem zweiten Abschnitt der Seminararbeit wird detaillierter auf die Einführung eines BGMs in dem fiktiven Unternehmen, der OSA Sicherheitstechnik GmbH, eingegangen. Dies betreffend wird als erstes das Musterunternehmen und die fiktive Ist-Situation vorgestellt. Anschließend wird ein Musterkonzept entwickelt, das angepasst an das Unternehmensumfeld, die Einführung des BGMs in diesem Unternehmen, in den einzelnen Schritten aufzeigt. Die Seminararbeit endet mit einem Fazit, in dem ebenfalls auf die zukünftige Entwicklung und Bedeutung des BGMs eingegangen wird.

2. Theoretische Grundlagen des BGMs

Das nachfolgende Kapitel befasst sich mit den theoretischen Grundlagen, die dem Geschäftsführer als Informationsbasis dienen. Diesbezüglich wird sich zunächst genauer mit dem Begriff BGM auseinandergesetzt. Anschließend wird die Notwendigkeit eines BGM aufgezeigt und Vor- und Nachteile für Arbeitnehmer und Arbeitgeber erläutert. Abschließend befasst sich das Kapitel mit dem theoretischen Einführungsprozess des BGMs im Unternehmen. Es werden die notwendigen Schritte zur Umsetzung des BGM dargestellt.

2.1 Definition und Grundlagen des BGM

Das BGM ist auf Grundlage des Arbeitsschutzes aufgebaut und besteht aus drei Handlungsfeldern:

- Arbeitssicherheit
- Betriebliches Eingliederungsmanagement
- Betriebliche Gesundheitsförderung

Dabei ist zu beachten, dass der Arbeitgeber zur Umsetzung von Arbeitssicherheit und Eingliederungsmanagements rechtlich verpflichtet ist. Die Betriebliche Gesundheitsförderung ist hingegen für ein Unternehmen freiwillig. Das BGM hat sich im Verlaufe der Jahre auf Basis der betrieblichen Gesundheitsförderung gebildet (vgl. Schmidt, et al., 2015, S. 6). Für den Begriff des BGM liegen in der deutschsprachigen Literatur verschiedene Definitionen vor.

Badura und Steinke definieren das BGM im Allgemeinen so, dass sich das BGM auf die Eingliederung von unternehmerischen Prozessen und Strukturen bezieht, die das Ziel verfolgen die Arbeit, die Organisation und das Verhalten am Arbeitsplatz gesundheitsförderlich zu gestalten. Dabei sollen sowohl Arbeitgeber als auch Arbeitnehmer von diesen Maßnahmen profitieren (vgl. Badura & Steinke, 2009). Kaminski sieht im BGM die Schaffung von nachhaltigen und systematischen Strukturen und Prozessen, die zur Befähigung von Mitarbeitern zu einem gesundheitsbewussten und eigenverantwortlichen Verhalten führen (vgl. Kaminski, 2013, S. 26). Pfaff und Zeike fügen den beiden Definitionen das Ziel des BGMs hinzu. Welches lautet, dass alle Aktivitäten des BGMs das Ziel verfolgen die Gesundheit jedes Mitarbeiters dauerhaft zu verbessern oder auf höchstem Niveau zu halten (vgl. Pfaff & Zeike, 2019, S. 4.).

Diese Definitionen zeigen, dass das BGM nicht nur als Einführung von gesundheitsfördernden Maßnahmen dient, sondern vielmehr als Unternehmensstrategie aufgefasst werden kann (vgl. Esslinger, Emmert, & Schöffski, 2010, S. 69).

2.2 Notwendigkeit des BGM für KMU

BGM gewinnt in Unternehmen zunehmend an Bedeutung. Es gibt viele verschiedene reale Gründe, die die Notwendigkeit eines guten und funktionalen BGMs verdeutlichen.

Ein wesentlicher Grund ist, dass die Bevölkerung in Deutschland immer älter wird. Im Jahr 2018 liegt der Anteil der über 67-Jährigen bei 19,1%. Bis zum Jahr 2030 wird dieser Anteil, nach konservativen Schätzungen des Statistischen Bundesamtes, auf 22,8 % ansteigen (Statistisches Bundesamt, 2019). Der demographische Wandel betrifft auch das Unternehmensumfeld. Mit dem steigenden Durchschnittsalter der Bevölkerung steigt auch das Durchschnittsalter der Belegschaft. Der Aspekt, dass ältere Arbeitnehmer i.d.R. höhere krankheitsbedingte Ausfallzeiten aufweisen hat gravierende Auswirkungen auf das Unternehmen (vgl. Bayerischer Industrie- und Handelskammertag e. V, 2018). Durch die Arbeitsausfälle fehlen eingeplante personelle Ressourcen, was sich wiederum negativ auf die Produktivität des Unternehmens auswirkt. Zusätzlich verschlechtert sich die Produktivität durch regelmäßige Belegschaftswechsel. Einhergehend mit dem demographischen Wandel stehen viele Unternehmen vor einem Generationenwechsel in der Belegschafft. Da die Geburtenzahlen seit 1970 rückläufig sind, stellt die Personalgewinnung für viele Unternehmen eine Herausforderung dar. Durch ein sehr gutes BGM verbessern Unternehmen ihre interne und externe Arbeitgebermarke. Eine positive Arbeitgebermarke erleichtert insbesondere die Personalgewinnung und -bindung und sichert somit die zukünftige Wettbewerbsfähigkeit (vgl. Pfannstiel & Mehlich, 2018, S. V ff.).

Auch die Ergebnisse der Gallup-Studie zeigen die Relevanz eines BGMs auf. Durch die Studie wurde festgestellt, dass schlechte Mitarbeiterleistungen vor allem auf persönlicher Unzufriedenheit und einem schlechten Betriebsklima beruhen. Mitarbeiter, die sich mit dem Unternehmen identifizieren, weisen die geringsten Fehltage auf. Durch die Einführung eines BGMs kann die Mitarbeiterzufriedenheit und das Betriebsklima verbessert werden (vgl. Tödtmann, 2019).

Ein weiterer wichtiger Grund, weswegen Unternehmen ein herausragendes BGM aufbauen sollten, beruht auf der Tatsache, dass immer mehr Menschen an psychischen Krankheiten leiden. So hat sich die Zahl der Fehltage, aufgrund von psychischen Erkrankungen, seit 1997 mehr als verdreifacht. Gründe für psychische Erkrankungen stehen häufig in engem Zusammenhang mit der Arbeit des Arbeitnehmers. Die ständige Aufmerksamkeit und Konzentration, Leistungs- und Termindruck als auch Störungen und Unterbrechungen der Arbeit gelten vielfach als Auslöser einer psychischen Krankheit, wie z.B. einer Depression. Auch diese Art der Fehltage kann durch den Arbeitgeber mithilfe eines BGMs reduziert werden. BGM-Maßnahmen fördern die mentale als auch körperliche Belastbarkeit und beugen somit ebenfalls psychische Krankheiten vor (vgl. Leipziger Messe GmbH, 2018).

Es gibt viele weitere Aspekte, die die Notwendigkeit eines BGMs aufzeigen. Durch ein BGM profitiert nicht nur der Arbeitnehmer, auch für Arbeitgeber generiert die Einführung eines BGMs einen bedeutsamen Mehrwert.

2.3 Nutzen des BGMs für Arbeitnehmer und Arbeitgeber

Durch die Einführung eines BGMs profitieren sowohl Arbeitnehmer als auch Arbeitgeber. Der Arbeitnehmer kann unter gesunden Arbeitsbedingungen arbeiten. Zudem wird seine Arbeitsbelastung verringert und sein Wohlbefinden verbessert. Die Verbesserung seines Wohlbefindens kann durch Maßnahmen, wie der Mitgestaltung des Arbeitsplatzes erreicht werden. Zusätzlich kann durch den Wohlfühlfaktor seine Leistungsfähigkeit gesteigert werden, wodurch der Arbeitgeber ebenfalls profitiert. Das Wohlbefinden führt außerdem zu einer Verbesserung des Betriebsklimas und Erhöhung der Arbeitszufriedenheit. Neben der steigenden Leistungsfähigkeit seiner Angestellten kann der Arbeitgeber durch die steigende Arbeitsmotivation, verbesserte Kommunikation innerhalb der Organisation, Kostensenkungen durch Reduzierung von Krankheits- und Produktionsausfällen und einer Imageaufwertung profitieren (vgl. Schmidt, et al., 2015, S. 10 f.). Weitere Vorteile des BGMs sind in Abbildung 2.1 einsehbar.

Nutzen für Arbeitnehmer	Nutzen für Arbeitgeber
• Schaffung gesunder Arbeitsbedingungen • Verringerung von (Arbeits-)Belastungen • Verbesserung des Gesundheitszustandes/des Wohlbefindens • Senkung gesundheitlicher Risiken • Reduzierung von gesundheitlichen Beschwerden • Erhaltung/Förderung der eigenen Leistungsfähigkeit • Mitgestaltung des Arbeitsplatzes und des Arbeitsablaufs • Erhöhung der Arbeitszufriedenheit und Verbesserung des Betriebsklimas • Verbesserung des Wissens zu gesundem Verhalten in Betrieb und Freizeit	• Steigerung der Leistungsfähigkeit/-bereitschaft der Mitarbeiter • Erhöhung der Motivation der Mitarbeiter • Kostensenkung durch Reduzierung von Krankheits- und Produktionsausfällen • Verbesserte Unternehmenskommunikation • Steigerung der Produktivität • Imageaufwertung • Stärkung der Wettbewerbsfähigkeit • Geringere Fluktuation

Abbildung 2.1: Nutzen eines BGM: (Eigene Darstellung in Anlehnung an: Schmidt, et al., 2015, S. 10 f.)

2.4 Implementierung eines BGMs im Unternehmen

Um ein betriebliches Gesundheitsmanagement im Unternehmen zu implementieren ist ein strukturiertes Vorgehen erforderlich. Die Abbildung 2.2 veranschaulicht die einzelnen Schritte, die zur Einführung eines BGMs notwendig sind.

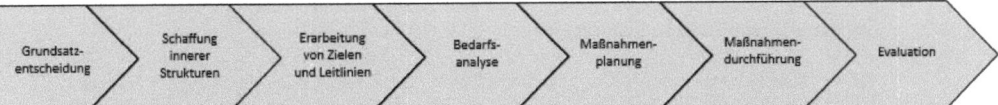

Abbildung 2.2: Prozessschritte zur Einführung eines BGMs (Eigene Darstellung in Anlehnung an Schmidt, et al., 2015, S.26 ff.)

Der erste Schritt zur erfolgreichen Implementierung und nachhaltigen Etablierung eines BGMs in einem Unternehmen ist die bindende Entscheidung der Unternehmensleitung alle relevanten Veränderungen und Prozesse zu unterstützen, sowie die Einwilligung, die notwendigen Ressourcen zur Verfügung zu stellen (Grundsatzentscheidung) (vgl. Schmidt, et al., 2015, S. 28).

Nachdem die Geschäftsführung sich für die Einführung eines BGMs entschlossen hat, müssen die internen Strukturen für das Projekt geschaffen werden. Hierzu sollte ein Gremium aus verschiedenen Vertretern der einzelnen Unternehmensbereiche gebildet werden. Dieses Gremium wird als Lenkungsgruppe bzw. Steuergruppe des Projektes agieren. Mitglieder der Lenkungsgruppe sollten Mitarbeiter mit Entscheidungskompetenzen in ihren Arbeitsbereichen sein. Hierzu können Mitarbeiter der Personalabteilung, der Arbeitssicherheit, der Unternehmensleitung oder aus dem Betriebsrat herangezogen werden. Die Mitglieder der Lenkungsgruppe werden mit verschiedenen Aufgaben betraut. Allgemeine Aufgaben sind zum Beispiel: die Initiierung und Steuerung des BGM-Prozesses, die Entwicklung von Zielen und Strategien oder die Initiierung und Planung der Bedarfsanalyse (vgl. Schmidt, et al., 2015, S. 32 ff.).

Im dritten Schritt erarbeitet die Lenkungsgruppe Ziele und Leitlinien. Die Ziele müssen klar definiert werden und an den Bedürfnissen der Mitarbeiter orientiert sein. Zusätzlich müssen die Ziele kategorisiert werden. Einerseits müssen quantitative Ziele wie zum Beispiel die „Senkung des Krankenstades um einen bestimmten Prozentsatz" definiert werden. Andererseits sollen qualitative Ziele bestimmt werden, wie zum Beispiel die „Schaffung eines gesundheitsförderlichen Arbeitsumfeldes". Neben den Zielen sollten Leitlinien erarbeitet werden, die zur Dokumentation der Einführung und nachhaltigen Umsetzung dienen (vgl. Schmidt, et al., 2015, S. 38 ff.).

Nachdem in den ersten drei Schritten die Vorarbeiten zur erfolgreichen Einführung eines BGMs abgeschlossen wurden, wird im nachfolgenden Schritt die Bedarfsanalyse durchgeführt. Um die Bedarfsanalyse durchzuführen muss zunächst der IST-Zustand ermittelt werden, um einen Überblick über die bereits vorhandenen Strukturen innerhalb der Organisation zu erhalten. Anschließend wird auf Basis der

Ergebnisse der Bedarf ermittelt. Zur Ermittlung des IST-Zustandes bieten sich mehrere Methoden an (vgl. Schmidt, et al., 2015, S. 42 ff.).

- Die schriftliche Mitarbeiterbefragung
- Arbeitssituationsanalyse
- Gesundheitszirkel
- Interviews (Mündliche Befragung)

Nachdem der IST-Zustand ermittelt und der Bedarf analysiert wurde, beginnt die Phase der Maßnahmenplanung. Bei diesem Schritt ist darauf zu achten, dass die Handlungsfelder im BGM vielfältig sein können und eine strukturierte Arbeitsfolge eingehalten werden muss. Es sollte unbedingt vermieden werden willkürliche Entscheidungen für alle Mitarbeiter zu treffen. Alle Maßnahmen sind mit den Zielen und den Ergebnissen der Bedarfsanalyse abzugleichen. Eine strukturierte Planung und spätere Umsetzung von Maßnahmen kann nur gelingen, wenn innerhalb der Lenkungsgruppe die Verantwortlichkeiten klar definiert werden, wie z. B. personelle Ressourcen und die Budgetplanung. Bei der Maßnahmenplanung wird zwischen verhaltens- und verhältnisbezogenen Maßnahmen unterschieden. Die verhaltensbezogenen Maßnahmen beeinflussen auf direktem Wege das Gesundheitsverhalten der Mitarbeiter. Die verhältnisbezogenen Maßnahmen betreffen das Arbeitsverhältnis zwischen Arbeitnehmer und Arbeitgeber (vgl. Schmidt, et al., 2015, S. 56 ff.).

In der sechsten Phase kommt es zur Umsetzung und Steuerung der Maßnahmenplanung. Die Lenkungsgruppe ist mit der Steuerung und Überwachung der Durchführung der BGM-Maßnahmen beauftragt. Sie agiert als Bindeglied zwischen Management und Beschäftigen und sorgen für einen reibungslosen Durchführungsablauf. Nur durch ständige Kommunikation untereinander können Probleme und Erfolge frühzeitig bewertet und Alternativen und Lösungen konzipiert werden (vgl. Schmidt, et al., 2015, S. 62 f.).

Die letzte Phase zur Implementierung eines BGMs ist die Evaluation. Mithilfe der Evaluation ist es möglich Informationen zu sammeln, zu analysieren und zu bewerten. Dabei wird überprüft inwieweit die vorabdefinierten Ziele erreicht wurden und welche Veränderungen in der Zukunft angestrebt werden sollen. Durch die Evaluation werden Entwicklungs- und Lernmöglichkeiten für zukünftige Projekte geschaffen (vgl. Schmidt, et al., 2015, S. 66).

3. Einführung eines BGMs in der Praxis bei der OSA Sicherheitstechnik GmbH

In dem folgenden Kapitel wird das fiktive Unternehmen OSA Sicherheitstechnik GmbH in den Mittelpunkt gestellt. Dies betreffend wird als erstes das Unternehmen kurz vorgestellt. Anschließend wird ein Optimiertes BGM-Konzept vorgestellt, dass sich an dem Unternehmensumfeld orientiert. Die Konzepterarbeitung orientiert sich an den sieben theoretischen Schritten, die zur Einführung eines BGMs notwendig sind (vgl. Kap. 0).

3.1 Unternehmensvorstellung

Die Firma OSA GmbH, die ihren Hauptsitz in Lippstadt hat, wurde 1992 in Salzkotten gegründet. Der Name der Firma setzt sich aus drei Oberbegriffen zusammen: Objektschutz Steuerungen und Antriebstechnik. Insgesamt beschäftigt die Firma OSA Sicherheitslösungen GmbH 200 Mitarbeiter. Der jährliche Umsatz beträgt weltweit ca. 25 Millionen Euro. Nach der Empfehlung der Europäischen Union zählt das Unternehmen zu der Gruppe der KMU.

Das stetige Wachstum der Automatisierungsbranche und eine damit einhergehende Automatisierung, bewirken zunehmende Sicherheitsanforderungen und somit auch einen gesteigerten Bedarf an Sicherheitskomponenten. Die Produktpalette der Firma OSA Sicherheitslösungen GmbH basiert auf der Sicherheitstechnik, dessen Ziel es ist, Personen und Material zu schützen. Sie reicht von einzelnen Sicherheitskomponenten wie zum Beispiel einer Sicherheitskontaktleiste, welche als Schließkantensicherung an beliebigen Scherstellen zum Einsatz kommt bis hin zu eigenen Auswerteelektroniken und Steuerungen.

3.2 Konzeptentwurf für die Geschäftsführung

3.2.1 Grundsatzentscheidung

Der erste Schritt zur praktischen Einführung eines BGMs oder zur Optimierung eines bestehenden BGMs beschäftigt sich mit der Grundsatzentscheidung des Unternehmens und des Geschäftsführers. Da in kleineren und mittelständischen Unternehmen flache Hierarchien herrschen, haben die Geschäftsführer großen Einfluss auf die Gesundheit der Mitarbeiter und die Einführung von gesundheitsfördernden Leistungen. Sie können mit den richtigen Entscheidungen und Maßnahmen die Gesundheit der Mitarbeiter fördern, aber auch mit falschen Handlungen einen negativen Einfluss auf diese nehmen. Somit ist ihr Führungsstil ein ausschlaggebender Erfolgsfaktor zur Erreichung der Ziele des BGMs. Deshalb ist es von hoher Bedeutung, dass der Geschäftsführer oder die Führungskräfte des Unternehmens hinter der Einführung eines BGMs stehen und diese Grundsatzentscheidung auch mit finanziellen und kapazitiven Ressourcen vorantreiben und unterstützen. Diese Entscheidung muss vom Geschäftsführer der Firma OSA Sicherheitslösungen GmbH beschlossen werden und in schriftlicher Form an den BGM Beauftragten Herrn Heiner im Unternehmen übermittelt werden.

8

3.2.2 Schaffung der internen Strukturen

Nachdem die Grundsatzentscheidung, ein BGM im Unternehmen einführen zu wollen, vom Geschäftsführer beschlossen und übermittelt worden ist, werden im zweiten Schritt die internen Strukturen für das Projekt geschaffen. Hierzu wird ein Gremium aus Vertretern der einzelnen Unternehmensbereiche ausgewählt. Wichtig bei der Auswahl der Personen ist die Grundsatzeinstellung gegenüber gesunder Arbeit und des BGMs. Die Mitarbeiter müssen eine positive Grundeinstellung für dieses Thema mitbringen, ansonsten wird eine Zusammenarbeit hinsichtlich der Ausarbeitung eines optimalen BGMs scheitern. Zudem empfiehlt sich bei der Auswahl der Personen auch jene mit einzubeziehen, welche aufgrund ihrer Ausbildung oder beruflichen Erfahrung schon mit dem Thema BGM / gesunde Arbeit konfrontiert worden sind und somit Expertenwissen mit sich bringen. Für die erfolgreiche Einführung und Optimierung des BGMs bei der Firma OSA Sicherheitslösungen GmbH kann folgendes Gremium als Projektteam aufgestellt werden:

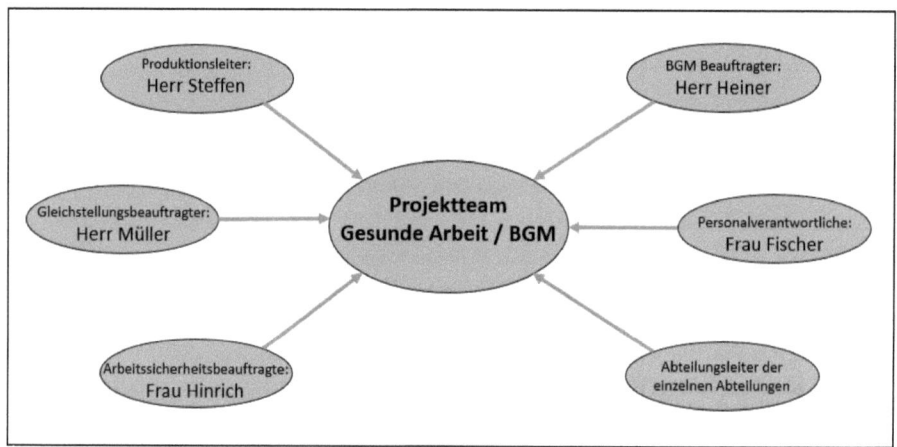

Abbildung 3.1: Zusammensetzung der Lenkungsgruppe bei der OSA Sicherheitstechnik GmbH (Eigene Darstellung)

Mit diesem Projektteam können nun in regelmäßigen Projektmeetings die gewünschten und relevanten BGM Themen erarbeitet werden und die erforderlichen Schritte zur Umsetzung und Einführung des BGMs getätigt werden. Zu Beginn des Projektes ist es wichtig, in einem sogenannten Kick-Off Meeting alle beteiligten Mitarbeiter mit dem Projekt vertraut zu machen und eine einheitliche Wissensbasis zu schaffen. Des Weiteren hat das Projektteam die zentrale Aufgabe die Einführung des BGMs, sowie die kontinuierliche Optimierung des bestehenden BGMs zu führen und zu leiten. Ihnen stehen alle benötigten Informationen, Entscheidungsbefugnisse und die für die Durchführung benötigten Ressourcen zur Verfügung. Innerhalb dieser Projektgruppe muss definiert werden, wer, was mit wem, wie und bis wann ausarbeitet, damit die Aufgaben optimal und fristgerecht erfüllt werden können.

3.2.3 Erarbeitung der Ziele und Leitlinien

Ziele und Leitlinien haben einen großen Einfluss auf die erfolgreiche Einführung eines BGMs. Bei der Zielefestlegung müssen die Bedarfe der Mitarbeiter, die unternehmensspezifischen Strukturen und die verfügbaren Ressourcen berücksichtigt werden. Es müssen im Vorhinein Kriterien festgelegt werden, mit denen die Zielerreichung gemessen werden kann. Die Einführung des BGMs bei der Firma OSA Sicherheitstechnik GmbH soll zu folgenden qualitativen und quantitativen Zielen führen. Diese Ziele können vor Beginn der Umsetzung durch Rücksprache mit dem Geschäftsführer variiert und angepasst werden:

Tabelle 3.1: Ziele der BGM-Maßnahmen bei der OSA Sicherheitstechnik GmbH (Eigene Darstellung)

Qualitative Ziele	Die Mitarbeiterzufriedenheit soll gesteigert werden
	Die Mitarbeitermotivation soll zunehmen
	Das Betriebsklima soll verbessert werden
	Der Identifikationsgrad zwischen Mitarbeiter und Unternehmen soll erhöht werden
	Steigerung der Arbeitgeberattraktivität
	Erhaltung und Förderung der psychischen und physischen Mitarbeitergesundheit

Quantitative Ziele	Die krankheitsbedingten Fehlzeiten sollen um 20 % gesenkt werden
	Die Fluktraktionsrate soll um 25 % reduziert werden
	Die Produktivität des Unternehmens soll um 5 % gesteigert werden
	Alle Arbeitsplätze sollen ergonomisch gestaltet werden
	Die durchschnittliche Bewerberanzahl soll sich verdoppeln
	Jeder Mitarbeiter soll mindestens an einem gesundheitsfördernden Seminar teilnehmen

Die in Tabelle 3.1 genannten qualitativen Ziele sind langfristig umzusetzen. Die quantitativen Ziele beziehen sich auf den Zeitraum eines Geschäftsjahres.

In den Leitlinien sollen alle wichtigen Informationen zur Einführung des BGMs enthalten sein. Sie zeigen alle wesentlichen BGM-Prozesse auf und sind für die langfristige Integration des BGMs im Unternehmen OSA Sicherheitstechnik GmbH unumgänglich. Durch diese Leitlinien soll die Akzeptanz des Projektes bei allen Mitarbeitern maßgeblich gesteigert werden.

Die folgende Vision kann als beispielshafte Leitlinie angenommen werden, unter der das BGM-Projekt bci der Firma OSA Sicherheitstechnik GmbH umgesetzt werden soll:

„OSA meets BGM – Ohne gesunde Mitarbeiter bleiben wir auf der Strecke."

Die Vision und weitere Informationen bezüglich der Umsetzung des BGMs im Unternehmen OSA GmbH werden in Form eines digitalen Flyers und durch Publikationen an Aushängen den Mitarbeitern zur Verfügung gestellt.

3.2.4 Bedarfsanalyse

Die Bestandsanalyse ist einer der ausschlaggebenden Schritte, um das BGM-Konzept erfolgreich bei dem Unternehmen OSA Sicherheitstechnik GmbH einzuführen. Die Ziele (vgl. Kap. 3.2.3), die das BGM-Konzept verfolgt können nur umgesetzt werden, wenn es von der Belegschafft Anerkennung findet. Diese Anerkennung erhält das Konzept nur, wenn es die realen Bedarfe der Belegschafft aufgreift und befriedigt. Dies betreffend ist zunächst eine Ist-Situationsanalyse durchzuführen, in der die bereits vorhandenen BGM-Maßnahmen aufgedeckt und die Belegschaftsstruktur auf Besonderheiten untersucht wird. Anschließend müssen die realen Bedarfe der Beschäftigten aufgedeckt werden.

In Zusammenarbeit mit Frau Fischer (Personalabteilung) wurden im Vorfeld der Konzeptvorstellung die Struktur der Belegschaft analysiert. Die nachfolgende Tabelle 3.2 zeigt die Ergebnisse der Analyse:

Tabelle 3.2: Personalstruktur der OSA Sicherheitstechnik GmbH (Eigene Darstellung in Anlehnung an: DESTATIS, 2020)

Alter:	Insgesammt:	Männlich	Weiblich	Divers	Davon Behinderte
14-20	4	2	2	0	0
21-25	16	10	5	1	1
26-30	20	8	12	0	0
31-35	22	9	13	0	0
36-40	22	10	12	0	2
41-45	23	13	10	0	0
46-50	22	10	12	0	1
51-55	26	13	13	0	0
56-60	27	18	9	0	0
61-67	18	10	8	0	0
Gesamt:	200	103	96	1	4

Die Ergebnisse der Analyse zeigen, dass die Alters- und Geschlechterstruktur relativ normalverteilt ist. Insgesamt arbeiten 200 Mitarbeiter bei der OSA Sicherheitstechnik GmbH, davon sind 103 männlichen Geschlechts, 96 weiblich und 1 Person sieht sich als divers an. Unter den 200 Mitarbeitern befinden sich 4 Personen mit Behinderungen. Die Altersgruppe der 56-60-Jährigen ist die größte Altersgruppe im Unternehmen, die Altersgruppe 14-20 ist am wenigsten Vertreten.

Im Vorfeld des Konzeptentwurfs wurden zusätzlich, in Zusammenarbeit mit Frau Hinrich (Arbeitssicherheitsbeauftragte), die bereits bestehen BGM-Maßnahmen bei der OSA Sicherheitstechnik GmbH ermittelt.

Bisher bestehen die BGM-Maßnahmen aus einigen externen Seminarangeboten und einer 40 % Übernahme der Beiträge für ein Fitnessstudio. Wie aus einer kurzen Rücksprache mit der Buchhaltung offengelegt wurde, haben lediglich 2 Personen die Möglichkeit der externen Seminarangebote im vergangenen Jahr wahrgenommen. 13 Mitarbeiter nehmen das finanzielle Unterstützungsangebot bei Fitnessstudiobeiträgen der OSA Sicherheitstechnik GmbH in Anspruch. Die bisherigen BGM-Maßnahmen werden von den Mitarbeitern nur verlegen genutzt und wahrgenommen, wodurch der dringende Handlungs- Optimierungsbedarf unterstrichen wird.

Um das BGM-Konzept der OSA Sicherheitstechnik GmbH besser auf die Bedarfe der Belegschaft auszurichten, würde im Projektverlauf eine schriftliche Mitarbeiterbefragung in Form eines anonymen Fragebogens durchgeführt werden. Durch diesen Fragebogen sollten die realen Bedarfe und Wünsche der Mitarbeiter ermittelt werden und das BGM-Konzept an diesen Bedarfen orientiert werden. Folglich würde das BGM-Konzept mehr Anerkennung finden und zugleich die Produktivität des Unternehmens erhöhen. Ein Muster, wie ein Fragebogen aussehen könnte, ist in Anhang 1 zu finden.

3.2.5 Maßnahmenplanung

Aufbauend auf den Ergebnissen der schriftlichen Mitarbeiterbefragung folgt die Maßnahmenplanung. Bei der Maßnahmenplanung ist es wichtig zu berücksichtigen, dass nicht alle Mitarbeiter die gleichen Bedürfnisse und Vorstellungen eines guten BGM haben. Es gibt viele verschiedene Maßnahmen, die in dem BGM-Konzept bei dem Unternehmen OSA Sicherheitstechnik GmbH umgesetzt werden können. Zu berücksichtigen ist, dass es gewisse Maßnahmen gibt, die für die gesamte Belegschaft eingeführt werden können, einige jedoch auch an die Zielgruppe angepasst werden müssen.

Je nach Ergebnislage der Fragebögen müssen die Maßnahmen angepasst werden. In der folgenden Tabelle 3.3 sind mögliche Problematiken, die im Unternehmensumfeld der OSA Sicherheitstechnik GmbH auftreten können, aufgeführt. Die Tabelle soll den Maßnahmenbildungsprozess beispielsweise aufzeigen. Es wird nicht auf alle individuellen Problematiken eingegangen, da sich die individuellen Problematiken i.d.R. erst aus den offenen Antworten der schriftlichen Mitarbeiterbefragung ergeben.

Tabelle 3.3: Beispiele BGM-Maßnahmen für die OSA Sicherheitstechnik GmbH (Eigene Darstellung in Anlehnung an Schmidt et al., 2015, S. 59 ff.)

Problematik	Maßnahmen	Umsetzungsaufwand	Kosten
Mangelndes Gesundheitsverhalten	Ernährungsseminarangebote	mittel	mittel
	Rückenschule	gering	gering
	Physiotherapieangebote	mittel	mittel
hohes Stresslevel bei Mitarbeitern	Stressbewältigungsseminare	mittel	mittel
	Entspannungskurse	mittel	mittel
	Zeitmanagement-Tools	gering	gering
schlechter Gesundheitszustand und hohe krankheitsbedingte Fehltage	Gesundheitschecks	mittel	mittel
	Gesundheitstage	gering	gering
	Impfberatungen	mittel	mittel
Unzufriedenheit mit dem Arbeitsplatz	flexible Arbeitszeitmodelle	hoch	gering
	Möglichkeiten für Homeoffice	mittel	hoch
	Aus- und Fortbildungen	gering	hoch
	Ergonomische Arbeitsplätze und Hilfsmittel	mittel	hoch
Fehlende Führungskompetenzen bei Führungskräften	Fortbildungen für Führungskräfte	gering	hoch
	Kommunikation verbessern	gering	gering
	Konfliktmanagement einführen	mittel	gering
	Personalentwicklung fördern	mittel	hoch
Mangelnde Arbeitsorganisation	Informationsstruktur pflegen	mittel	gering
	Kommunikationsstruktur verbessern	gering	gering
	Bessere Arbeitsmittel und Arbeitsmethoden	mittel	mittel
Mangelnde soziale Unterstützung	Training sozialer Kompetenzen	gering	mittel
	Teamentwicklungsmaßnahmen	gering	gering
	Soziale Beratung	mittel	mittel
Psychologische Probleme der Mitarbeiter	Suchtberatung	mittel	hoch
	Lebenszielberatung	mittel	hoch
	Mobbingberatung	mittel	hoch
Fehlende familiäre Unterstützung	Kinderbetreuung anbieten	hoch	mittel
	Unterstützung bei Pflege von Angehörigen	mittel	mittel
	Rabattcodes für Freizeitunternehmungen	gering	gering

Im BGM- Konzept ist es nicht das Ziel jeden Mitarbeiter zu 100 Prozent zufriedenzustellen, sondern die wesentlichen Kritikpunkte mithilfe von Gegenmaßnahmen zu eliminieren. Des Weiteren ist bei der Auswahl der Maßnahmen darauf zu achten, dass diese sich gegenseitig ergänzen und in Verbindung stehen. Denn es bringt zum Beispiel wenig einen Mitarbeiter auf Ernährungsseminare zuschicken und im Gegenzug wird in der Hauseigenen Kantine ungesundes Essen angeboten.

3.2.6 Maßnahmendurchführung

Nach der Ermittlung der wesentlichen Bedürfnisse der Mitarbeiter und der Entwicklung von Maßnahmen, die diese Bedürfnisse befriedigen, gilt es die Maßnahmen umzusetzen. Die Durchführung wird von der Lenkungsgruppe begleitet und auftretende Probleme und Schwierigkeiten durch Alternativlösungen auf direktem Weg beseitigt. Damit die Anerkennung der Maßnahmen bei den Mitarbeitern maximiert wird, sollen die Mitarbeiter einmal pro Monat über die Fortschritte der BGM-Maßnahmen, in Form eines digitalen Flyers, informiert werden. Die Führungskräfte der OSA Sicherheitstechnik GmbH sollen ihre Mitarbeiter bei der Wahrnehmung der Angebote unterstützen. Für sämtliche Einzelmaßnahmen wird von der Lenkungsgruppe ein Projektplan erstellt, der unter anderem den Titel der Maßnahme, das Ziel, den Zeitpunkt und Meilensteine etc. enthält. Ein Musterbeispiel für den Projektplan der Maßnahme „Verbesserung der Ergonomie am Arbeitsplatz" ist in Anhang 2 aufgezeigt. Dieser Projektplan wird im Unternehmensumfeld der OSA Sicherheitstechnik GmbH abgearbeitet und somit die einzelnen BGM-Maßnahmen in der Praxis umgesetzt.

3.2.7 Evaluation

Um die kontinuierliche Verbesserung der BGM-Maßnahmen innerhalb der Firma OSA Sicherheitstechnik GmbH gewährleisten zu können, soll einmal jährlich eine schriftliche Mitarbeiterbefragung durchgeführt werden. Diese hat das Ziel, die umgesetzten Maßnahmen zu evaluieren. Diese Befragung soll Auskunft geben, ob die eingeführten Maßnahmen die vorgesehenen Zielgruppen erreichen, die Maßnahmen von den Mitarbeitern wahrgenommen werden und ob die Maßnahmen planmäßig umgesetzt werden.

Zusätzlich erfolgt in Zusammenarbeit der Lenkungsgruppe die Kontrolle der quantitativen Ziele. Diese werden dem Geschäftsführer vorgelegt, der über die Umsetzung weiterer BGM-Maßnahmen entscheidet.

4. Zusammenfassung und Ausblick

Der Stellenwert der Gesundheit von Mitarbeitern ist in den letzten Jahren deutlich gewachsen und dient als wichtige Basis für die Leistungsfähigkeit einer Organisation. Die Gesundheit der Mitarbeiter nimmt langfristigen Einfluss auf Qualität und Kosten im Unternehmen. Gerade in Zeiten des demographischen Wandels ist es besonders wichtig gesunde Mitarbeiter zu beschäftigen. Das BGM ist notwendig, um das Betriebsklima im Unternehmen zu verbessern oder auf einem hohen Stand zu halten. Außerdem kann es psychischen Erkrankungen vorbeugen (vgl. Kapitel 2.2). Die Einführung bzw. der Ausbau des BGMs kann für die OSA Sicherheitslösungen GmbH einen großen Nutzen haben, wovon Arbeitgeber als auch Arbeitnehmer profitieren können (vgl. Abbildung 2.1). Für die Implementierung des BGMs ist ein strukturiertes Vorgehen notwendig (vgl. Kapitel 2.4). Zunächst muss der Geschäftsführer die Entscheidung treffen, ob das Projekt umgesetzt werden soll. Anschließend sollte das Projektteam wie in Abbildung 3.1 zusammengesetzt werden. Zu den Zielen, welche dieses BGM-Konzept verfolgt, zählen sowohl qualitative wie auch quantitative (vgl. Tabelle 3.1). Um die Bedarfsanalyse durchzuführen würde die Methodik der schriftlichen Mitarbeiterbefragung eingesetzt werden. Auf Basis der resultierenden Ergebnisse können dann konkrete Maßnahmen wie in Tabelle 3.3 geplant und umgesetzt werden. Die Einführung des BGMs würde mit einer Evaluation enden, die gewährleisten soll, dass die angestrebten Ziele erreicht wurden und es eine kontinuierliche Verbesserung des BGMs gibt.

Die abschließende Empfehlung lautet die bestehenden gesundheitsfördernden Maßnahmen in Form eines BGMs auszubauen. In den nachfolgenden Schritten sollte in Zusammenarbeit mit der Geschäftsführung das vorliegende Konzept besprochen und optimiert werden. Anschließend kann die Einführung des BGMs beginnen.

Literaturverzeichnis

Badura, B., & Steinke, M.: Betriebliche Gesundheitspolitik in der Kernverwaltung von Kommunen, April 2009. Online im Internet. URL: https://www.boeckler.de/pdf_fof/96676.pdf (Abrufdatum: 25.02.2021).

Bayerischer Industrie- und Handelskammertag e. V.: Ältere Mitarbeiter in der digitalen Arbeitswelt, Januar 2018. Online im Internet. URL: https://www.bihk.de/bihk/downloads/bihk/aeltere-mitarbeiter_web.pdf (Abrufdatum: 03.02.2021).

Esslinger, A. S., Emmert, M., & Schöffski, O.: Betriebliches Gesundheitsmanagement. Gabler Verlag: Wiesbaden, 2010.

Kaminski, M.: Betriebliches Gesundheitsmanagement für die Praxis. Springer Gabler: Marburg, 2013.

Leipziger Messe GmbH (Hrsg.): Depression: Irrtümer und Fakten im Betrieblichen Gesundheitsmanagement, 20.08.2020. Online im Internet. URL: http://www.bgmpro.de/pressemitteilungen/depression-irrtuemer-und-fakten-im-betrieblichen-gesundheitsmanagement/826741 (Abrufdatum: 24.02.2021).

Pfaff, H., & Zeike, S.: Controlling im Betrieblichen Gesundheitsmanagement. Springer Gabler: Wiesbaden, 2019.

Pfannstiel, M., & Mehlich, H.: BGM - Ein Erfolgsfaktor für Unternehmen. Springer Gabler: Wiesbaden, 2018.

Schmidt, R., Müller, M., Bühren, S., Neuber, N., Malinka, J., Sakris, J., & Heike, K.: Praxisleitfaden zur Einführung eines Betrieblichen Gesundheitsmanagements. Verlag Ernst-Abbe-Hochschule: Jena, 2019.

Statistisches Bundesamt (Hrsg.): Bevölkerungsentwicklung und Altersstruktur, 19.09.2019. Online im Internet. URL: https://www.bpb.de/nachschlagen/zahlen-und-fakten/soziale-situation-in-deutschland/61541/altersstruktur (Abrufdatum: 20.02.2021).

Statistischen Bundesamt (Hrsg.): Erwerbstätigkeit Sozialversicherungspflichtig Beschäftigte am Arbeitsort nach Altersgruppen, 15.01.2021. Online im Internet. URL:

https://www.destatis.de/DE/Themen/Arbeit/Arbeitsmarkt/Erwerbstaetigkeit/Tabellen/alters-gruppen.html (Abrufdatum: 05.02.2021).

Tödmann, C.: Gallup-Studie 2019: Rund sechs Millionen Beschäftigte glauben nicht an ihr Unternehmen – mit 122 Milliarden Euro Folgeschäden, schuld sind die Führungskräfte selbst, 12.09.2019. Online im Internet: URL: https://blog.wiwo.de/management/2019/09/12/gallup-studie-2019-rund-sechs-millionen-beschaeftigte-glauben-nicht-an-ihr-unternehmen-mit-122-milliarden-euro-folgeschaeden-schuld-sind-die-fuehrungskraefte-selbst/ (Abrufdatum: 20.02.2021).

Anhang

Anhang 1: Muster Mitarbeiterbefragung zur Ermittlung der Mitarbeiterbedürfnisse

Mitarbeiterbefragung zum Thema: „OSA meets BGM"

OSA 🛡️
Sicherheitslösungen

1. Bitte tragen Sie Ihr Alter ein: ☐ Jahre

2. Bitte geben Sie Ihr Gewicht an: ☐ kg

3. Bitte geben Sie Ihre Größe an: ☐ m

4. Bitte kreuzen Sie Ihr Geschlecht an:
   männlich ☐ *weiblich* ☐ *divers* ☐

5. Bitte geben Sie Ihren Familienstand an:
   verheiratet ☐ *ledig* ☐ *Partnerschaft* ☐

6. Bitte geben Sie Ihre berufliche Stellung im Unternehmen an:
   ☐ *Praktikant / Azubi*   ☐ *Abteilungsleiter*   ☐ *Angestellter*
   ☐ *Geschäftsführer*   ☐ *Leiharbeiter*   ☐ _____

7. In welcher Abteilung sind Sie tätig?:
   ☐ *Produktion*   ☐ *Verwaltung*   ☐ *Vertrieb*
   ☐ *Lager*   ☐ *Entwicklung*   ☐ _____

8. Wie lange sind Sie für das Unternehmen tätig?:
   ☐ *1 - 6 Monate*   ☐ *13 – 24 Monate*   ☐ *6 – 10 Jahre*
   ☐ *7 – 12 Monate*   ☐ *2 – 5 Jahre*   ☐ *mehr als 10 Jahre*

9. Bitte bestimmen Sie die Größe Ihres Teams:
   ☐ *1 - 2 Mitarbeiter*   ☐ *3 – 6 Mitarbeiter*   ☐ *6 – 10 Mittarbeiter*
   ☐ *über 10 Mitarbeiter*

10. Können Sie mit dem Thema BGM etwas anfangen?:
    ja ☐ *nein* ☐

Seite 1/4
Erstellt: Heiner
03.02.2021

Mitarbeiterbefragung zum Thema:
„OSA meets BGM"

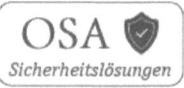

ⓘ Bitte bewerten Sie die folgenden Aussagen und entscheiden Sie ob diese auf Sie voll zutreffen (4) oder überhaupt nicht zutreffen (1)

11. „Meine tägliche Arbeitsmotivation trägt dazu bei, dass ich gerne *zur Arbeit gehe*":

überhaupt nicht zutreffend	nicht zutreffend	zutreffend	voll zutreffend
☐	☐	☐	☐

12. „Das Betriebsklima bei der Firma OSA GmbH ist sehr angenehm und harmonisch":

überhaupt nicht zutreffend	nicht zutreffend	zutreffend	voll zutreffend
☐	☐	☐	☐

13. „Die Firma OSA GmbH ist für mich mit all ihren Angeboten ein Attraktiver Arbeitgeber, den ich weiter empfehlen würde":

überhaupt nicht zutreffend	nicht zutreffend	zutreffend	voll zutreffend
☐	☐	☐	☐

14. „Ich identifiziere mich mit dem Unternehmen OSA GmbH und stehe hinter ihren Leitlinien und Werten":

überhaupt nicht zutreffend	nicht zutreffend	zutreffend	voll zutreffend
☐	☐	☐	☐

15. „Ich bin zufrieden mit meiner Tätigkeit bei der Firma OSA GmbH und strebe eine Weiterentwicklung im Unternehmen an":

überhaupt nicht zutreffend	nicht zutreffend	zutreffend	voll zutreffend
☐	☐	☐	☐

Seite 2/4
Erstellt: Heiner
03.02.2021

Mitarbeiterbefragung zum Thema: „OSA meets BGM"

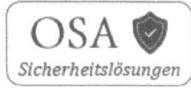

ⓘ Bitte bewerten Sie die folgenden Aussagen und entscheiden Sie ob diese auf Sie voll zutreffen (4) oder überhaupt nicht zutreffen (1)

16. „Fortbildungen und Weiterentwicklungen sind im Unternehmen *OSA GmbH möglich und werden auch angeboten"*:

überhaupt nicht zutreffend	nicht zutreffend	zutreffend	voll zutreffend
☐	☐	☐	☐

17. „Das Unternehmen OSA GmbH bietet gesundheitsfördernde Maßnahmen, Schulungen oder Sonstiges an":

überhaupt nicht zutreffend	nicht zutreffend	zutreffend	voll zutreffend
☐	☐	☐	☐

18. „Mein Arbeitsplatz entspricht meinen Vorstellungen und ich kann ohne Beschwerden arbeiten":

überhaupt nicht zutreffend	nicht zutreffend	zutreffend	voll zutreffend
☐	☐	☐	☐

19. „Der Lärmpegel an meinem Arbeitsplatz ist ertragbar und ich empfinde keine Beeinträchtigungen durch diesen":

überhaupt nicht zutreffend	nicht zutreffend	zutreffend	voll zutreffend
☐	☐	☐	☐

20. „Mein Arbeitsplatz ist ergonomisch auf einem sehr guten Level, sodass ich keine Beschwerden z.B. im Rücken empfinde":

überhaupt nicht zutreffend	nicht zutreffend	zutreffend	voll zutreffend
☐	☐	☐	☐

Mitarbeiterbefragung zum Thema: „OSA meets BGM"

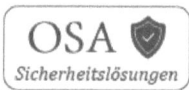
OSA
Sicherheitslösungen

ℹ Bitte bewerten Sie die folgenden Aussagen und entscheiden Sie ob diese auf Sie voll zutreffen (4) oder überhaupt nicht zutreffen (1)

21. „Ich nutze das angebotene Paket zur Freizeitgestaltung und zur Förderung der Work-Life Balance":

überhaupt nicht zutreffend	nicht zutreffend	zutreffend	voll zutreffend
☐	☐	☐	☐

22. „ Das angebotene Paket zur Freizeitgestaltung und zur Förderung der Work-Life Balance könnte umfangreicher sein":

überhaupt nicht zutreffend	nicht zutreffend	zutreffend	voll zutreffend
☐	☐	☐	☐

23. „Das Thema Gesundheit wird vom Unternehmen OSA GmbH ernst genommen, stetig kontrolliert und angepasst":

überhaupt nicht zutreffend	nicht zutreffend	zutreffend	voll zutreffend
☐	☐	☐	☐

24. „Wenn ich an das Thema Gesundheit denke, fallen mir folgende Verbesserungswünsche und – Potentiale ein:

_____

_____

_____

_____

Seite 4/4
Erstellt: Heiner
03.02.2021

Anhang 2: Projektplan zur Maßnahmenumsetzung

Projektplan zur Maßnahmenumsetzung des BGM im Unternehmen OSA

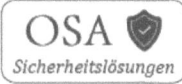

OSA
Sicherheitslösungen

Projektname:	Aktuelles Datum:				
	Verantwortlicher:				
	Beginn Umsetzung:				
	Ende Umsetzung:				
Diese Ziele sollen erreicht werden:	Diese Zwecke sollen erfüllt werden:				

So ist das Ziel definiert (SMART):

S =

M =

A =

R =

T =

Beschreibung der Maßnahme:

Priorität:		Hoch ☐	Mittel ☐	Niedrig ☐
Aufwandschätzung:		Hoch ☐	Mittel ☐	Niedrig ☐
Kostenschätzung:		Hoch ☐	Mittel ☐	Niedrig ☐

Aufgaben:	Bis wann:	Wer:

Meilensteine	Datum:	Erledigt:	
		Ja ☐	Nein ☐
		Ja ☐	Nein ☐
		Ja ☐	Nein ☐
		Ja ☐	Nein ☐
		Ja ☐	Nein ☐
		Ja ☐	Nein ☐
		Ja ☐	Nein ☐
		Ja ☐	Nein ☐
		Ja ☐	Nein ☐
Zielerreichung	100%	Ja ☐	Nein ☐

Seite 1/1
Erstellt: Heiner
03.02.2021

X

Projektplan zur Maßnahmenumsetzung des BGM im Unternehmen OSA

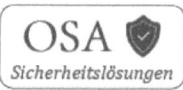

OSA
Sicherheitslösungen

Projektname:	Aktuelles Datum: 25.02.21
Verbesserung der Ergonomie am Arbeitsplatz	Verantwortlicher: Herr Heiner
	Beginn Umsetzung: 01.04.21
	Ende Umsetzung: 20.06.21

Diese Ziele sollen erreicht werden:	Diese Zwecke sollen erfüllt werden:
- Verbesserung der Arbeitsplatzgestaltung - Evaluation der Umgebungsmaßnahmen - Erfolgsquote Mitarbeiter ermitteln - Auswirkungen auf Verhalten vermitteln	- BGF Maßnahme zur Ergonomie - Erfolg oder Misserfolg der Maßnahme - Einfluss auf das Individuelle

So ist das Ziel definiert (SMART):

S = Ist die Umstellung des AP hilfreich, um einen gesunden Standard zu etablieren?

M = Konkrete Ergebnisse durch Evaluation

A = Sind Maßnahmen sinnvoll, sodass Sie auch woanders eingesetzt werden kann

R = Direkte Bewertung durch Anwender selbst, APG beeinflusst auch Arbeitnehmer

T = Zeitnahe Evaluation nach Umgestaltung

Beschreibung der Maßnahme:

- ausreichende Beleuchtung am AP   - Ergonomisch verstellbare Arbeitstische
- ausreichend Platz am AP   - Sitz- / Stehhilfen

Priorität:		Hoch ☐	Mittel ☒	Niedrig ☐
Aufwandschätzung:		Hoch ☐	Mittel ☒	Niedrig ☐
Kostenschätzung:		Hoch ☒	Mittel ☐	Niedrig ☐

Aufgaben:	Bis wann:	Wer:
- Maßnahme organisieren - Fragebogen entwerfen - Maßnahme durchführen - Maßnahme evaluieren - Ergebnisse aufbereiten	01.04.2021 02.04.2021 31.05.2021 12.06.2021 20.06.2021	Herr Heiner Frau Meyer Herr Piatek Herr Heiner Herr Heiner

Meilensteine	Datum:	Erledigt:	
- Liste mit MA des Pilotenprojekts anlegen	28.03.2021	Ja ☒	Nein ☐
- Termine mit MA abstimmen	01.04.2021	Ja ☒	Nein ☐
- Fragebogen erstellen und anwenden	02.04.2021	Ja ☒	Nein ☐
- Ergonomie Maßnahmen umsetzen	31.05.2021	Ja ☒	Nein ☐
- Maßnahmen bewerten und anpassen	20.06.2021	Ja ☒	Nein ☐
- KVP einführen	Langzeitziel	Ja ☒	Nein ☐
		Ja ☐	Nein ☐
		Ja ☐	Nein ☐
		Ja ☐	Nein ☐
Zielerreichung	100%	Ja ☒	Nein ☐

Seite 1/1
Erstellt: Heiner
03.02.2021

BEI GRIN MACHT SICH IHR WISSEN BEZAHLT

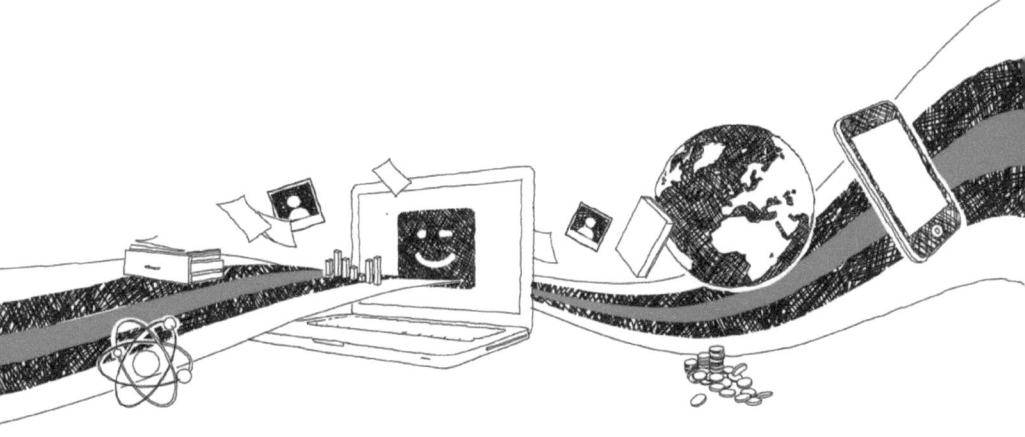

- Wir veröffentlichen Ihre Hausarbeit, Bachelor- und Masterarbeit

- Ihr eigenes eBook und Buch - weltweit in allen wichtigen Shops

- Verdienen Sie an jedem Verkauf

Jetzt bei www.GRIN.com hochladen und kostenlos publizieren

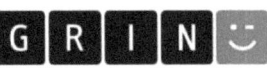